Poncet.

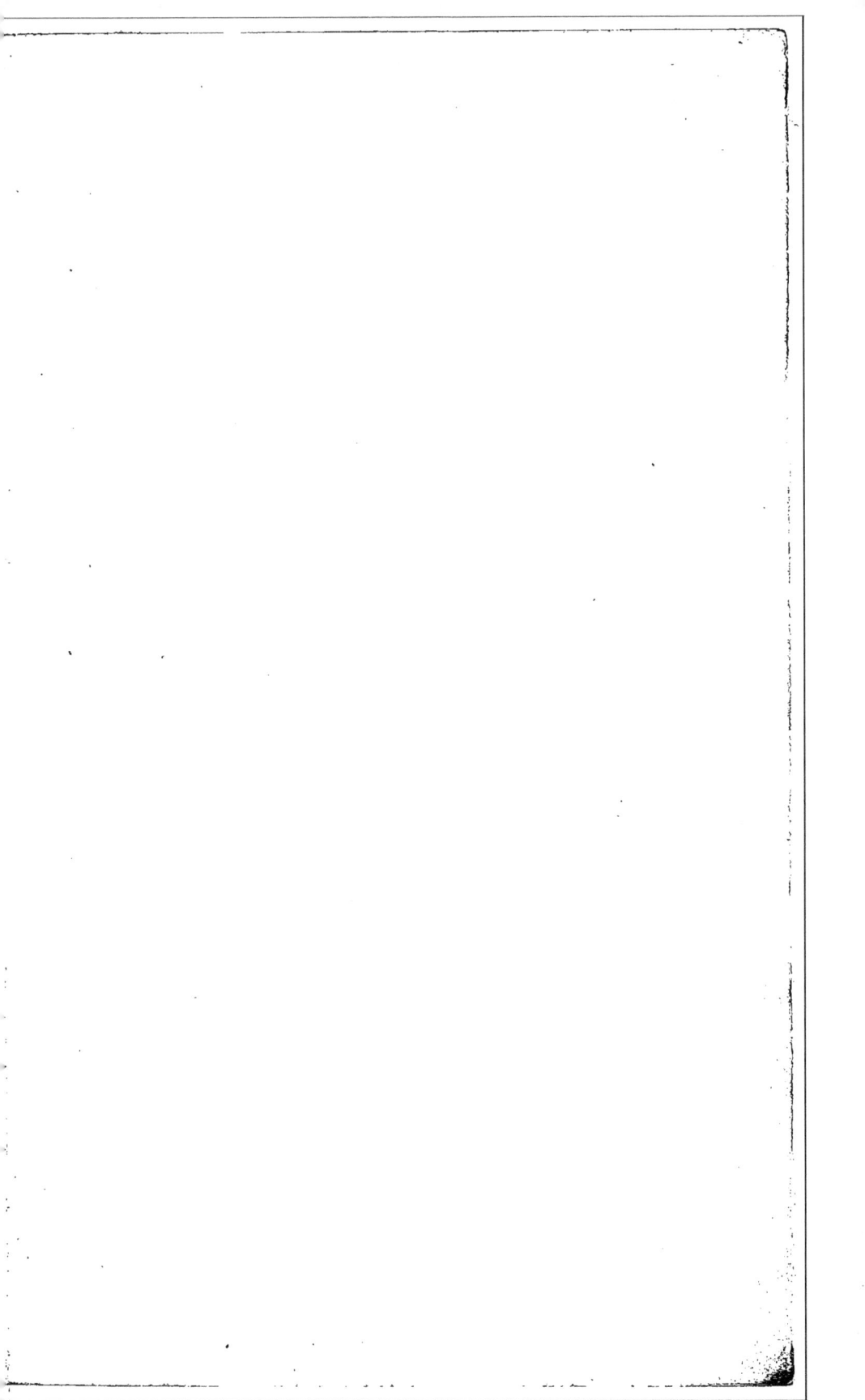

$T_c \, {}^{41}_{26}$

OBSERVATIONS

SUR LES CAUSES

DE L'INSALUBRITÉ

D'UNE PARTIE

DE LA PLAINE DU FOREZ.

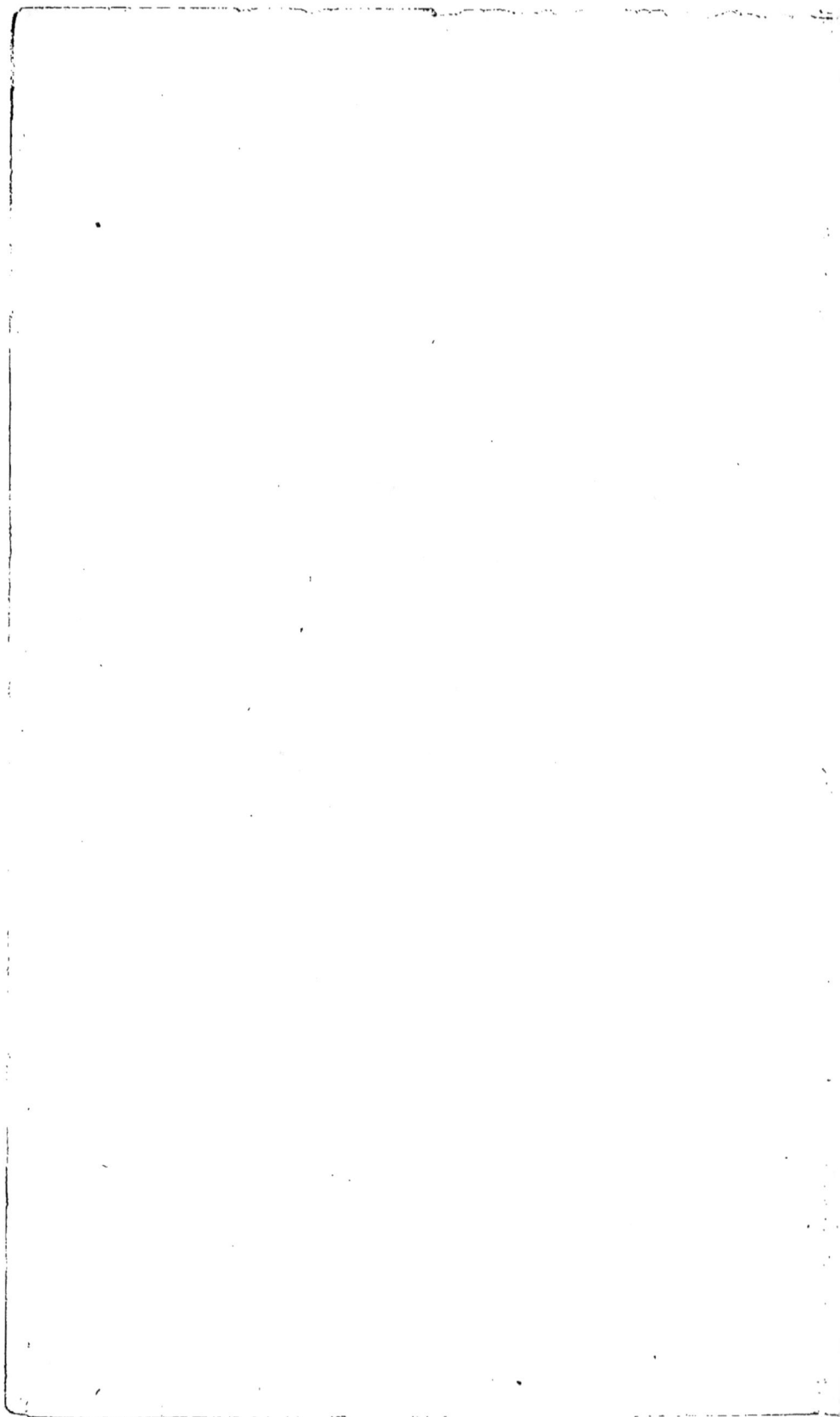

OBSERVATIONS

SUR LES CAUSES

DE L'INSALUBRITÉ

DE LA PLAINE

DE L'ARRONDISSEMENT DE MONTBRISON,

ET SUR LES MOYENS

D'Y REMÉDIER OU DE LES MODIFIER.

PAR P. J^h. PONCET, D. M. P.

CHEVALIER de l'Ordre royal de la Légion-d'Honneur, Membre correspondant de la Société royale de médecine de Bordeaux, de la Société de médecine de Lyon, de la Société de médecine pratique de Montpellier, de la Société des sciences médicales et naturelles de Bruxelles, domicilié à Feurs, département de la Loire.

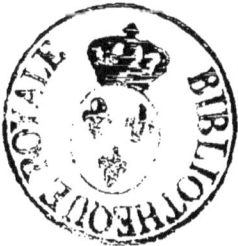

On doit signaler le mal là où il se trouve ;
L'intérêt général doit l'emporter sur les
considérations particulières.

À MONTBRISON,
DE L'IMPRIMERIE DE CHÉRIMAL. — 1828.

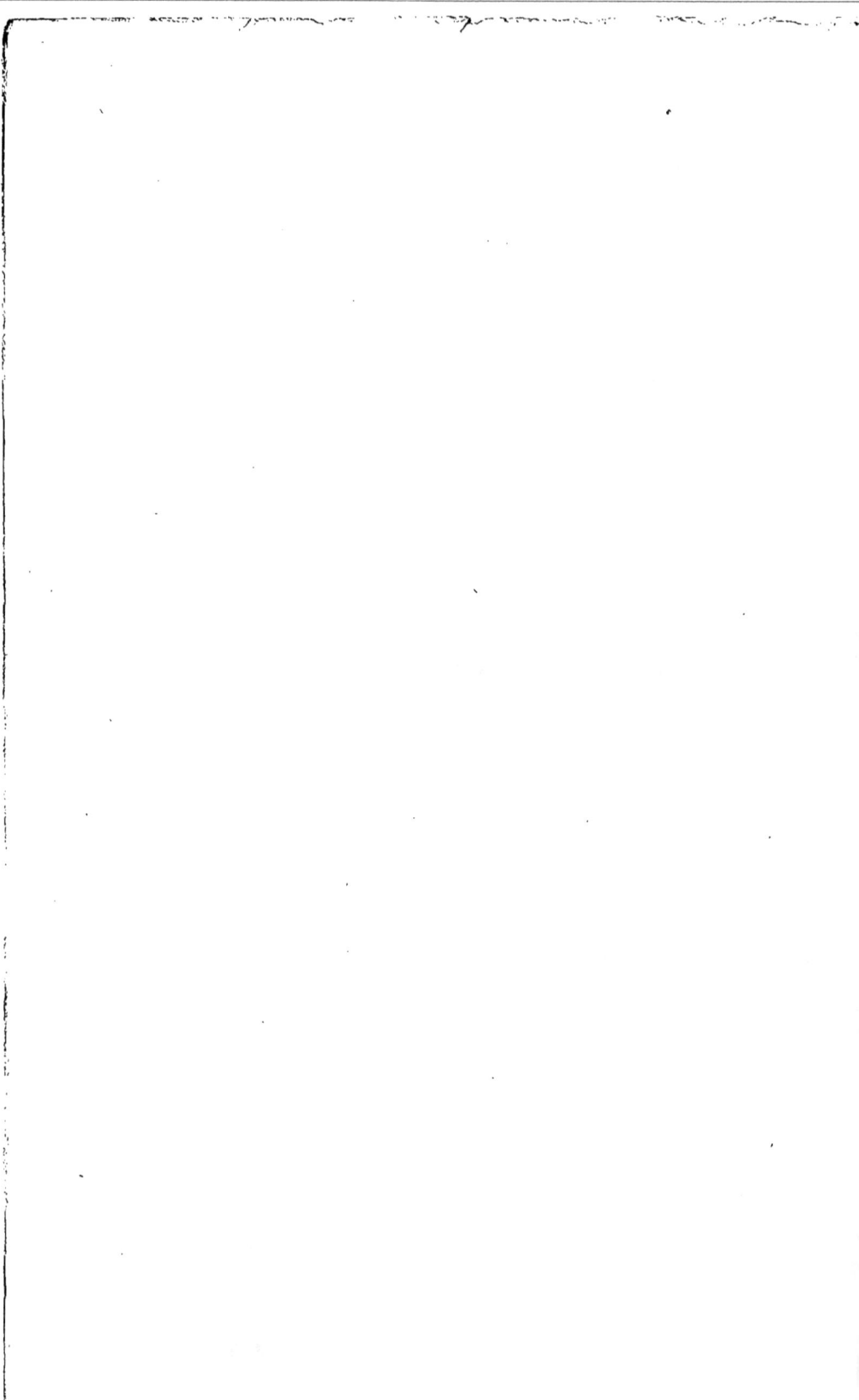

OBSERVATIONS

SUR LES CAUSES

DE L'INSALUBRITÉ D'UNE PARTIE

DE LA PLAINE DU FOREZ,

ET SUR LES MOYENS D'Y REMÉDIER

OU DE LES MODIFIER.

L'INFLUENCE qu'exerce l'atmosphère sur la santé des hommes est une vérité incontestable; c'est sans doute d'après ce principe, consacré par l'expérience des siècles, que la Société d'agriculture de l'arrondissement de Montbrison, dans son Programme publié en 1825, mit au concours des questions importantes sur ce sujet.

Plusieurs Mémoires furent alors présentés : un Auteur anonyme, dont l'ouvrage fut couronné et publié en 1826, prétend que les étangs en sont la cause principale, la seule cause générale et permanente ; en conséquence, il propose, 1°. la prohibition de la construction de nouveaux étangs ; 2°. la suppression des étangs marécageux, avec indemnité aux propriétaires ;

3

5°. des modifications dans la forme des étangs à conserver.

Dans l'intérêt du pays où j'exerce la médecine depuis de longues années, j'eus l'honneur d'adresser à S. Exc. le Ministre de l'intérieur, le Mémoire anonyme couronné, et celui que j'avais soumis au concours, portant pour épigraphe : *Quod medicorum est faciant medici.* (1)

Par ordre de Son Excellence, ces deux Mémoires furent transmis à l'Académie royale de médecine pour être examinés ; dans sa séance du 3 juillet 1827, M. Double fit, en son nom et au nom de MM. Thillaye, Dupuis, Burdin jeune et Guibourt, un rapport sur ces deux Mémoires.

Ce rapport se termine ainsi :

» Les deux Mémoires soumis à l'Académie » peuvent chacun, dans un genre différent, » fournir d'utiles renseignemens à l'autorité » supérieure, mais ils sont insuffisans pour » résoudre complètement la question, c'est- » à-dire, pour faire connaître l'ensemble » des causes de l'insalubrité du Forez, et » pour signaler les moyens d'y remédier.

» Les nombreux étangs qui couvrent la » plaine du Forez sont une des causes de » l'insalubrité du pays ; tous ces étangs, ou » du moins la presque totalité, peuvent » être supprimés : on trouvera dans le » Mémoire anonyme de sages conseils pour » l'exécution de cette mesure.

(1) Voyez le compte rendu des travaux de la Société royale de Bordeaux, 31 août 1825.

» On pourrait, par des procédés connus,
» en profitant de la situation topographique
» du pays, augmenter la masse des eaux,
» ainsi que la rapidité du cours des rivières
» et des ruisseaux de toutes les classes,
» pour dessécher, pour ventiler et pour
» assainir cette plaine.

» Le mode de culture paraît susceptible
» d'améliorations nombreuses, et dont le
» résultat infaillible serait l'assainissement
» du pays; on doit en dire autant de quelques
» pratiques d'économie agricole, des cons-
» tructions rurales, etc., mais il faudrait être
» sur les lieux pour en bien saisir les détails,
» et pour en indiquer les correctifs. »

MM. Villermé, Double, Léveillé, Moreau,
Bally, Kerandren, Barthelemy entrent dans
une discussion aussi savante qu'étendue,
M. Désarmeaux croit que c'est une question
d'hygiène.

*Le desséchement est-il favorable ou non
à la santé ?*

Le rapport est adopté. (1)

L'auteur d'un Mémoire imprimé en 1827,
cherche à prouver que l'existence des étangs
influe peu sur la santé des habitans, que
la cause qu'on recherche existe essentielle-
ment dans la topographie de cette plaine,
qu'à cette même cause vient s'ajouter une
complication malheureuse de circonstances
accessoires, tant morales que physiques,
parmi lesquelles on ne peut faire figurer

_____

(1) Voyez la revue médicale française et étrangère, août 1827.
Séance du 3 juillet, page 338.

l'existence des étangs que d'une manière très-subordonnée ; enfin que les étangs de la plaine du Forez, gissant généralement sur une simple couche de sable superposée à un lit d'argile compacte, nourrissent et par suite décomposent beaucoup moins de matières animales et végétales que les marais.

Telle est l'analyse exacte des ouvrages mentionnés ci-dessus. D'après cet exposé, on voit que nous en sommes encore à chercher la solution de cet intéressant problême.

Les améliorations que doit subir un pays, sous le rapport de l'assainissement, ne doivent pas être étrangères aux hommes de l'art; excité par le désir de seconder les vues philantropiques qui animent la Société d'agriculture de Montbrison, je viens offrir au public mes faibles observations; heureux si elles peuvent être de quelque utilité !

La configuration de cette plaine, qui a sept lieues de longueur et quatre lieues de largeur, ne peut être regardée comme une cause physique de son insalubrité, et quoi qu'on en dise, les hautes montagnes dont elle est entourée ne s'opposent point à la libre circulation des vents ; leur hauteur n'est pas démesurée, elles offrent çà et là des gorges, des lacunes suffisantes pour leur action ; le vent du Nord doit être regardé comme le vent dominant.

Les causes de cette insalubrité ne tiennent ni à la topographie, ni au climat, ni aux saisons , elles tiennent à des circonstances accidentelles ; elles se trouvent , 1°. dans la stagnation des eaux et dans la forme concave des terres qui favorise leur séjour ; 2°. dans les effluves qui s'échappent de nos étangs marécageux , des fossés non récurés, des cloaques et des mares qu'on y voit de tous côtés ; 3°. dans la nudité de cette plaine ; 4°. dans le vice des constructions rurales ; 5°. dans la qualité des eaux potables qui , la plupart, filtrant à travers un sol limoneux, ont une saveur fade , et exhalent bientôt une odeur de matière organique en putréfaction ; 6°. enfin dans plusieurs causes accessoires que je tâcherai de signaler.

Pour tout dire en quelques mots : la cause essentielle tient à une imprévoyance difficile à concevoir , qui a donné lieu à des conséquences funestes ; en effet , le sol de cette plaine repose , en général, sur une couche d'argile qui ne permet pas l'infiltration des eaux ; leur stagnation produit et entretient l'humidité de l'air que nous respirons et qui nous environne ; d'une part, la prédominance constante de l'humidité donne lieu à la fièvre, aux catarres, aux obstructions, aux ulcères , à l'hydropisie , aux douleurs articulaires, au scorbut, et généralement à toutes les maladies qu'engendrent l'atonie, le défaut de transpiration ; d'autre part, la combinaison de cette humidité avec une grande chaleur, produit des exhalaisons malfaisantes qui augmentent la somme d'insalubrité, le nombre des maladies, les rendent

5

plus intenses, et souvent, changent leur caractère.

D'après ces observations, n'est-il pas évident qu'il est de la plus haute importance de pratiquer, de multiplier et d'entretenir avec soin des canaux, des fossés pour l'écoulement des eaux dont l'infiltration est physiquement impossible? la majeure partie de ceux qui existent sont encombrés de corps organisés qui y prennent naissance, et ne tardent pas à périr et à s'y décomposer; ils sont remplis de vase, leurs eaux troubles et bourbeuses ne peuvent plus circuler, ils ont besoin des plus grandes réparations, c'est le seul moyen de les empêcher d'être pernicieux et de les utiliser; il serait à propos de les faire larges et profonds, de leur donner la pente convenable, et de prendre des mesures pour obliger les propriétaires à les faire nettoyer et récurer tous les ans (1); on devroit transporter la terre provenant de leur recurement dans les endroits les plus bas, les plus humides, afin de niveler chaque terre, et de détruire les cloaques, au lieu de la laisser ou de l'étendre sur le bord des fossés, ce qui figure insensiblement une espèce de chaussée, et leur donne la forme d'un étang; enfin, l'amélioration de la culture nécessiterait l'entretien des fossés, dans le cas où les mesures coercitives seraient impraticables.

_____

(1) Je connais des Domaines dont les fossés n'ont pas été récurés depuis vingt ans.

L'insalubrité qui désole périodiquement notre pays sera puissamment modifiée aussitôt qu'on voudra s'occuper sérieusement de le dessécher; mais on ne peut attendre ce desséchement que d'un système général de canalisation qui puisse diriger toutes les eaux vers la Loire, ou suivant la localité, vers les rivières ou ruisseaux qui portent leurs eaux dans ce fleuve.

. La direction de ces travaux doit être confiée à MM. les Ingénieurs du département; pour faciliter cette opération, il faut ordonner le curage de nos rivières et de nos ruisseaux, afin d'augmenter leur rapidité; ils sont ralentis par de nombreuses sinuosités, leurs lits sont tellement obstrués de plantes de différentes espèces que les eaux, s'écoulant difficilement à travers cette suite de filtres, s'arrêtent avec les vases, et augmentent sans cesse les difficultés; elles se répandent dans les terres voisines, et une partie de ces terres qui, jadis étaint fécondes, deviennent de nouveaux foyers d'infection.

C'est ainsi que se change la destination d'une grande partie des eaux de la plaine du Forez : au lieu d'aller grossir le fleuve de la Loire, au lieu d'aller remplir nos étangs, elles se perdent ou se putréfient, elles s'évaporent et corrompent l'air que nous respirons; c'est ainsi, dis-je, que les bienfaits de la nature deviennent souvent, par notre négligence, des présens mortels.

La cause permanente de l'humidité et

des exhalaisons malfaisantes se trouve ,
sans contredit , dans l'existence de nos
étangs, en raison de leur trop grand nombre , de leur mauvaise nature et de leur
mauvaise forme ; la plupart trop petits ,
entretenus aux dépens des eaux pluviales,
sont de véritables marais qui servent de
pâturages ; la masse des eaux qu'ils contiennent n'étant point assez agitée par les
vents , est soumise , pendant l'été et l'automne , à toute l'action du soleil qui les
échauffe et les altère au point de nuire
au poisson et de corrompre l'air du voi-
sinage (1). Le méphitisme est encore produit
par les exhalaisons des boues que l'eau
délaisse dans la partie appelée la queue des
étangs , par son évaporation , et souvent,
par une déperdition qui se fait à travers
les chaussées : enfin nos étangs fournissent
beaucoup de vase , nourrissent beaucoup
de végétaux et d'insectes, lesquels une fois
putréfiés, exhalent des miasmes délétères.

Pour y remédier , il faudrait interdire
la construction de nouveaux étangs, ordonner, moyennant une juste indemnité, la
destruction de ceux qui sont marécageux ;
ils sont si multipliés que cette suppression
peut avoir lieu sans blesser l'utilité locale ;
conserver seulement ceux qui sont grands,

---

(1) En 1821 les chaleurs de l'Été et de l'Automne furent
si grandes que la plupart de nos rivières et de nos ruisseaux se
desséchèrent ; l'eau contenue dans les petits étangs fut tellement
échauffée et altérée par l'action du soleil , que le poisson y
périt bien vite : en 1825 , les mêmes causes produisirent
l'infection.

profonds, sabloneux, pourvus de suffisantes prises d'eau, en corriger la forme, les faire de manière à ce que les eaux qu'ils contiennent, puissent en couvrir toute la surface.

Ce moyen est avantageusement fourni par l'auteur du Mémoire couronné, je le crois seul capable de remplir la condition proposée ; mais il est évident que la mesure générale d'assainissement serait manquée, si on s'en tenait là, parce que les étangs ne sont pas la seule cause de l'insalubrité du Forez.

La culture du chanvre doit être encouragée, car indépendamment du produit précieux que procure à la Société sa substance filamenteuse, elle améliore les terres, elle les fertilise et donne à la végétation une vigueur nouvelle.

L'odeur du chanvre récent, respiré pendant quelque temps, enivre, assoupit, porte au cerveau, donne des vertiges.

Galien parle de la coutume de manger, au dessert, de la graine de chanvre rôtie, pour s'exciter à la joie, et il a observé que souvent elle porte le trouble dans le cerveau.

La fermentation que le chanvre éprouve dans le rouissage détruit la virulence narcotique de cette plante, car les poissons s'y conservent très-bien, s'ils trouvent une masse d'eau suffisante ; ce qui les fait périr, c'est la trop grande quantité de chanvre accumulée dans un ruisseau ou dans un étang ; l'eau dans laquelle il baigne, est

alors aux poissons ce que serait pour eux
une eau de fumier où ils périraient également malades, mais non enivrés ; si l'on
a vu l'eau des petits routoirs, répandue
sur les prés, être nuisible aux plantes, c'est
que l'on ne peut, sans danger, faire pâtu-
rer des animaux sur des herbes chargées
et noyées de substances volatiles et putrides
que l'air n'a pas encore évaporé, et que le
temps n'a pas encore assimilé aux sucs de
la terre, pour en former ensuite une saine
et vigoureuse végétation.

En examinant jusqu'à quel point le rouissage et l'étendage du chanvre influent sur
la pureté de l'air, il n'est pas difficile de
décider laquelle de ces deux opérations
est la plus dangereuse : dans la première,
le dégagement des miasmes est lent, une
partie se combine avec l'eau qui l'entraîne
plus loin, lorsqu'elle est courante ; dans la
seconde, au contraire, les exhalaisons sont
plus promptes, elles se font en masse, et
toutes se réunissent à l'air atmosphérique
qu'elles vicient et corrompent ; au reste,
cette cause accessoire d'insalubrité n'est
que passagère, elle se borne à quelques
semaines, au temps dis-je, nécessaire à
ces deux opérations.

L'autorité a pris les mesures les plus
sages en ordonnant que les chanvres soient
rouis dans les plus grands courans d'eau,
mais on en obtient difficilement l'exécution.

L'étendage étant beaucoup plus nuisible,
devrait se pratiquer sur les lieux exposés

a tous les vents, où il règne de grands courans d'air, sur des lieux éloignés, et surtout, au Nord des habitations, attendu que les miasmes agissent sur les objets près desquels ils se dégagent, et qu'ils perdent toute leur action lorsqu'ils sont dispersés dans l'atmosphère; leurs principes contagieux sont promptement dissipés dans un air libre et agité, de même, les poisons les plus actifs deviennent innocens, lorsqu'ils sont étendus dans un grand volume d'eau.

J'ajouterai que, jusqu'à présent, on a cru que les moyens mécaniques étaient les seuls auxquels on pût avoir recours pour nous délivrer des dangers du rouissage et de l'étendage du chanvre; mais de récentes tentatives viennent d'ouvrir de nouvelles voies, et peut-être nous conduiront-elles à des résultats plus décisifs. M. Laforêt a fait une observation qui peut devenir des plus importantes (1) : il a vu qu'en laissant sur pied le chanvre femelle, et qu'en en coupant toutes les sommités après la maturité des graines, puis l'abandonnant ainsi aux intempéries de l'air pendant une quinzaine environ, il arrivait que, par l'action successive de l'humidité et de la chaleur, l'épiderme et la chenevotte tombaient d'eux-mêmes, par suite de la destruction totale de cette matière glutineuse qui maintient les fibres textiles réunies,

---

(1) Extrait de la revue médicale française et étrangère, décembre 1827. Séance du mois de novembre, page 486.

c'est-à-dire que le rouissage s'opère ainsi à sec et sans aucune macération préliminaire.

D'un autre côté, M. Joseph Merk, pharmacien à Brumath, est parvenu à rouir du chanvre en quelques instans, en l'exposant à l'action d'un courant de vapeurs : je me fais un devoir de signaler ces premiers essais à l'attention publique, pour qu'on s'empresse de les confirmer par de nouvelles expériences.

Espérons que l'autorité supérieure prendra en considération les moyens de salubrité que je viens d'indiquer ! s'il en est ainsi, notre plaine sera bientôt délivrée de l'humidité et des miasmes délétères qui influent d'une manière si funeste sur la santé de ses habitans.

Jettons un coup-d'œil sur la nature de ces miasmes, et sur leur manière d'agir sur l'économie animale.

Ces miasmes fétides dont on ignore la nature, mais dont on ne connaît que trop la fâcheuse influence, sont les émanations qui s'échappent des eaux corrompues, des boues et des corps organisés en putréfaction ; lesquelles, plus ou moins actives, agissant par l'absorption pulmonaire ou cutanée, ont toujours une influence nuisible sur l'économie, et portent souvent une atteinte des plus profondes à la vitalité ; elles agissent toutes d'une manière sédative, en affaiblissant l'économie animale, en la frappant d'atonie.

Il n'est donc pas étonnant que les fièvres

adinamiques et le scorbut soient ici très-fréquentes ; mais le résultat le plus ordinaire et le plus constant de ces émanations, ce sont les fièvres intermittentes et rémittentes qui règnent surtout en automne.

L'influence des mauvaises eaux sur l'économie animale est connue ; elles affaiblissent le système général, détruisent les organes digestifs et donnent lieu à différentes maladies.

Les sources et les fontaines sont très-multipliées dans notre plaine, mais elles se perdent journellement, elles languissent dans l'oubli et l'abandon : il serait important de reconnaître et de détruire les sources des eaux qui sont nuisibles, de reconnaître, de réparer et de conserver celles qui sont salutaires.

Les qualités des eaux se distinguent autant par leur vertu que par leur saveur et leur poids.

On reconnaît une eau bonne et salubre lorsqu'elle est claire, légère, limpide, entièrement exempte de goût et d'odeur ; lorsqu'elle prend aisément le goût, la couleur et l'odeur qu'on veut lui donner ; lorsqu'elle s'échauffe et se refroidit promptement (1), lorsqu'elle ne laisse aucun sédiment sensible quand elle est évaporée sur le feu, lorsqu'elle cuit bien et amollit les légumes, celle qui blanchit bien le linge, celle qui dissout aisément le savon et s'in-

_____

(1) Aqua quæ cito calescit et cito refrigeratur, levissima. HIPPOCRATE.

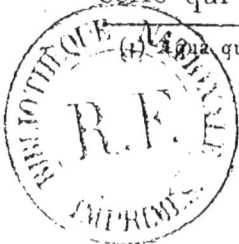

corpore plus intimément avec lui, celle dont le cours ne gèle que très-difficilement.

On épure l'eau en la filtrant, soit à travers le sable, soit en lui faisant traverser un filtre de charbon : si ces moyens ne suffisent pas, il faut la faire bouillir avec un petit nouet de cendre, la filtrer ensuite, l'agiter fortement, et l'exposer quelque-temps au contact de l'air ; c'est le moyen d'employer, sans inconvément, toutes les eaux dont on fait usage pour la boisson, lorsque l'on craint qu'elles ne soient pas très-pures ; enfin, pour corriger celles qui sont de médiocre qualité, on peut les mélanger avec un peu de vin, ou les aciduler avec le vinaigre.

Il en coûterait bien peu de faire usage du cidre, du vin de sorbes, du vin de cerises fait avec des griottes ; on devrait établir, près de chaque habitation, un verger, on y trouverait la précieuse ressource de recueillir des fruits propres à faire des boissons salubres et agréables.

Les constructions rurales sont très-vicieuses, sous le rapport de leur salubrité ; elles sont trop basses, les portes et fenêtres trop petites ; plusieurs se composent seulement d'un rez-de-chaussée, dont la pièce la plus grande sert à la fois de cuisine, d'évier et de chambre à coucher. Ces habitations ne sont point assez vastes, elles sont constamment humides, sombres et peu aérées ; les engrais retirés des écuries sont entassés au milieu des cours, ce qui forme insensi-

blement des cloaques qui produisent l'infection.

Les cultivateurs devraient avoir des habitations d'une grandeur convenable , soit
pour eux , soit pour leurs bestiaux, et
veiller constamment au renouvellement de
l'air, parce que l'oxigêne de cet air, con-
sumé par leur respiration , est remplacé
par l'acide carbonique , et que son azoth
devient plus abondant. Ah ! s'ils se dou-
taient combien il y a d'hommes et d'animaux qui périssent, chaque année , par
suite du défaut de cette précaution , ils
seraient plus soigneux sur ce moyen hygiè-
nique ; enfin , ils devraient transporter les
engrais hors des cours, et les couvrir de
terre chaque fois qu'ils nettoyent les écuries , ce serait encore un moyen d'assainir
les habitations , d'augmenter la masse des
engrais , d'empêcher l'évaporation du gaz
acide carbonique et de les rendre plus
actifs.

Ils ont la mauvaise habitude de coucher,
en toute saison , sur . d'énormes lits de
plume (couette), qui déterminent et entretiennent chez eux une transpiration ex-
cessive ; souvent obligés de se lever pendant la nuit ou au point du jour , pour
donner à manger à leurs bestiaux , ou pour
aller labourer leurs terres, cette transpiration est bien vîte répercutée par l'air froid
et humide qui les entoure et qu'ils respi-
rent : voilà , sans doute, une cause accessoire et bien sensible d'une partie des ma-

ladies qui les affligent; il serait dans leur
intérêt, sous un double rapport, de ven-
dre la plume qu'ils récoltent, et de coucher sur des matelas ou sur des lits faits
avec la balle d'avoine.

Ils devraient aussi s'habiller plus chau-
dement, car, en été et en automne, ils
vont presque nuds, ce qui est très-dange-
reux dans cette plaine où les vicissitudes
de l'atmosphère se succèdent rapidement. (1)

Pour examiner s'il serait utile de faire
des plantations dans l'étendue de notre
plaine, je me suis souvent demandé pour-
quoi, et à la même époque de l'année,
on rencontre presque autant de fièvres,
réglées ou non, plus ou moins fâcheuses,
dans les montagnes voisines qui, jadis,
de cette maladie ne connaissaient que le
nom ?

La destruction des bois paraît en être
la cause la plus plausible, c'est le senti-
ment de plusieurs, c'est aussi celui que
j'ai adopté; c'est depuis la coupe des bois,
seulement, que les contrées élevées qui
nous environnent, sont sujettes à la fièvre,
elles n'ont subi aucune autre révolution, et
comme en tout, il faut rechercher une
cause, nous la trouvons dans ce dépouil-
lement : d'après cette opinion, si la nudité
de cette plaine ne contribue pas à son insalubrité, du moins elle la favorise.

---

(1) Per anni tempestates, quando eodem die, modo calor,
modo frigus fit, autumnales morbos expectato.
Nous dit encore le vieillard de Cos.

Je dois observer que les massifs de bois, les forêts trop épaisses nuiraient à la salubrité, les arbres forestiers et les arbres à fruits devraient être plantés à certaine distance les uns des autres; à plus forte raison, les bois inférieurs, les bois taillis ne conviennent point dans les pays plats, ils y entretiennent une humidité funeste, ils s'opposent à la libre circulation de l'air.

Il faut y planter des arbres de haute futaie, des arbres de toutes espèces, et donner la préférence aux plus utiles, tels que les chênes, les noyers, les différentes espèces de peuplier, le tilleul, l'ormeau, le mûrier, l'aulne, le platane; il faut planter surtout des pommiers et des poiriers, qui fournissent des fruits propres à composer des cidres, des eaux-de-vie, des vinaigres utiles dans les ménages et des marcs excellens pour la nourriture des vaches, des porcs et de la volaille.

La culture du platane réussit très-bien dans la plaine du Forez; cet arbre se plait de préférence dans un sol humide et limoneux, il vient cependant dans toutes les terres, même dans les médiocres.

Que l'on examine la beauté de ceux que fit planter M. Lachèze, conseiller de préfecture, alors maire de Montbrison, lorsqu'il fit combler les fossés de cette ville pour en procurer l'assainissement; que l'on voye la belle allée plantée par M. Leconte sur la route de Champ à Montbrison : les propriétés de Châtel, de Théloy, de la

Varenne et autres que je pourrais citer, dans lesquelles la plantation de cet arbre a également réussi, attestent aussi la vérité de ce que j'avance.

Les Romains avaient une si haute idée de la salubrité de son ombrage, qu'ils firent payer, dans les Gaules, le droit d'en jouir pour ceux qu'ils y avaient plantés.

Si le beau platane ombrageait une fois les rives du Lignon et de la Loire, où il se plairait parfaitement, la nature prendrait une physionomie nouvelle dans notre fertile plaine qui gémit sous l'influence des miasmes délétères; il aspirerait ces agens de la corruption, il les élaborerait en air vital en les rendant fluides, il les transmettrait à l'atmosphère en forme de nuages, il en attirerait d'autres qui seraient avantageux pour la conservation de la santé.

En faisant beaucoup de plantations, on y trouverait le double avantage d'avoir du bois de chauffage; je connais des domaines qui en sont tellement dénués que les cultivateurs sont obligés de brûler la paille qu'ils récoltent pour chauffer leur four, et ils détruisent ainsi ce qui leur est si nécessaire pour former des engrais.

Enfin, un des moyens les plus propres à effectuer l'assainissement de notre pays, ce serait de supprimer les pâturages, et de suivre un bon système d'assolement, en pratiquant, comme on le fait dans le Palatinat, dans la Belgique, dans la Flandre française, les prairies artificielles : cette nouvelle méthode changerait la forme des terres, et mettrait l'agriculteur dans le cas d'abandonner peu à peu le système ruineux des jachères : on peut, à cet égard, consulter ce qui a été publié par MM. de Fullemberg, Thaër et Arthur-Young.

RÉSUMÉ GÉNÉRAL.

JE crois avoir démontré, 1°. que la cause de l'insalubrité de la plaine du Forez ne se trouve point dans sa topographie, dans sa situation même ; 2°. que cette cause désastreuse se trouve dans la stagnation des eaux en raison de la nature du sol et de la mauvaise culture des terres ; 3°. dans l'existence d'un grand nombre de petits étangs marécageux et dans leur mauvaise forme ; 4°. dans le vice des constructions rurales et dans la dévastation des forêts ; 5°. et enfin, faut-il le dire ? elle est entretenue et augmentée, sous divers rapports, par un égoïsme mal entendu, et par l'imprévoyance ou la négligence coupable de ses habitans.

Pour y remédier, pour parvenir à modifier toutes ces causes, il faut, 1°. établir un système général de canalisation pour l'écoulement des eaux ; 2°. interdire la construction de nouveaux étangs, détruire ceux qui sont marécageux, changer la forme de ceux qui doivent être conservés ; 3°. forcer les cultivateurs à faire rouir le chanvre dans les plus grands courans d'eau , et surtout, à en pratiquer l'étendage le plus loin possible, et au nord des habitations; 4°. adopter un nouveau mode de culture, faire beaucoup de plantations; 5°. rechercher et entretenir avec soin les sources qui fournissent des eaux salutaires ; 6°. élever les constructions rurales au-dessus de la surface du sol, les faire d'une grandeur convenable ; 7°. combler les mares, détruire les cloaques, et déposer les engrais hors des cours.

Nous devons attendre ces modifications, ces mesures sanitaires, qui doivent avoir lieu en même temps, de la sollicitude, des soins paternels du Gouvernement ; il s'empressera de remédier aux maux particuliers qui affligent les habitans de cette partie de la plaine du département de la Loire ; il travaillera pour les rendre heureux, il deviendra leur providence.

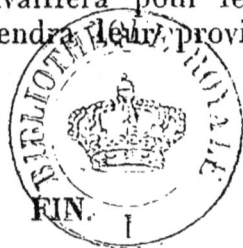

FIN.

Se vend chez M. Cheminal, *Imprimeur-Libraire, Grande-Rue, à Montbrison, et chez* M. Vignon, *Directeur des postes aux lettres, à Feurs :* un franc.